整体覚書　道《どう》順《じゅん》

川﨑智子

はじめに

ここでお伝えすることは、独りで整体を学ぶ技術である。技術はときに使う本人にも負荷をかけてしまう。私自身、生きている負荷から離れるにはどうすればよいのか、都度に学び、修正を繰り返してきた。修正をおこなうことで技術は鮮度を保つ。

整体技術を持っていることは、何より個人の安定につながる。先人の知恵、として残されたこの働きは、時代によって表出の違いはあっても、この先も伝わっていくに違いない。その一端に触れさせてもらっていることに感謝している。

独学には、どのように始めるのかという問題がある。独学を始める人はそれだけで技術に限定があることを理解せねばならない。一生を通じて、独善を良しとする、本気と覚悟が試されることもあるだろう。

独りが一人でおこなう技術になること。そして一人が一つの働きになって初めて技術が道具となる。道具となった後、道具は全ての人にとって在り方となる。

人としての在り方が道具となるとはどういうことか。読み進めながら体感して頂ければ幸いである。

二〇二〇年　十二月　冬至の後に

もくじ

はじめに　2
才を育てよう　6
躾と個人　7
学ぶ条件に気づくこと　7
東西南北を考え方に　8
誰にとっての技術か　9
整体操法とは何か　9
能の能としての力　10
技術は道具である　11
卵が先か鶏が先か　12
単純化の中身　28
体理は倫理　29
技術の限界　30
経験より、気軽さを　31
終わる、終わらせる　33
抵抗という魔法　34
沈黙は感覚神経の声　35
諦観と無理　36
独りの人を観続けること　37
関係性と生き物　38
型の工夫と形無しから見えること　39

不自由を知る　13
使い方を覚える　14
恒常性を観る　15
リズム　16
首　17
重力の遊び　18
間接作用の道具化　19
自歩と行動力　20
休息と休養　22
心と体の境界線　23
全ては体から出発している　24
むすんでひらいて、開いて結ぶ　25
自己観察のすすめ　26
運動の痕跡　28
落ち着きは空間感覚　40
礼を尽くす間柄　41
哺乳類と遊ぶ　42
植物と出会う　43
動線を追跡し、その先にあるもの　44
私は、水を、飲む　45
うごく、ひとから、じりつするひとへ　47
生命の働きの妙　48
自分の中に生きる人　50
終わりに　52
あとがき　53
索引　55

才を育てよう

私は環境としての人間《じんかん》が整体技術を生んだと感じている。独りで生きられないのが人である。子どものときは素直に環境にまかせて生きている。どんな環境でも、生きる働きのみで生き延びている。しかし体の完成後は、みずから環境へ働きかけをおこない始める。

この働きかけが既に技術の種である。これを才という。ほとんどの技術の修練はこの才から始まっている。無自覚な子どもの時期、親もしくは養育を任された大人によって才は見いだされ与えられ、道具の手ほどきを受ける。大人に与えられたもの、その中でも無意識に使って身につけている技術のタネ。それが才である。日本で生まれた子どもの場合、躾《しつけ》がそれにあたる。ここから、始めてみよう。

整体であるには大人であることが大切だ。大人になるにはそうなれない環境を見つけ、みずから修正し、作法を身につけていかなくてはならない。

躾と個人

躾は、日本人独特の習慣といえる。学校教育以前、子どもをどう育ててゆくかは、地域の慣習、家庭内のルール、家庭外での適応に合わせ、方法が工夫されてきた。商業地域では取引から躾を学び、昔の社会の名残で宗教のしきたりから躾が始まるところもある。古いようでもなんとなく教え込まれているので、躾を受けた自覚がない人も多いだろう。しかし躾がどう成り立って自分の体の運動に制限を持たせているのかを観る場合、この問題は大きい。

まずは自分の育てられ方から観察してみること。そして、躾の興味深いところは、自分で躾をし直せるということ。大人も定期的に自分で自分に躾をし直さなくては社会適応が古くなり更新できなくなる。躾は親が自分におこなうのが先であって、子どもは、親の姿を見て覚え、自発的に身につけてゆく。

学ぶ条件に気づくこと

子どもの頃どんなものに興味があったのか。これが次に思い出してほしいことだ。全ての人間には遊び、というものが欠かせない。遊ぶなかに子どもの運動の可能性と完成がある。思い返してみよう。遊ぶ対象において生き物への関心、他者への関心、があったか。つい、虫や動物や人間の動きに気を取られてしまう、そんなことがあったか、あるか。もしわからなければ、目を閉じて、昨日まわりにいた他者の気になること、動物の気になることを十個あげてみよう。注意してほしいのは、生き物への関心以外は考えなくてよいこと。この条件の外《ほか》に関心のある人は才が活きていないといえる。

東西南北を考え方に

次に学ぶことはみずからの所在だ。人は必ずバランス感覚を持っている。今ある体の維持のため、きちんと働いてくれているのがこの感覚だ。私自身、この不具合から、バランス感覚を知ること、持っていることに気づいた。左利きのため、右利きの運動作用が理解できず、自覚も全くなかった。しかし、感覚に気づき意識して使い始めると、多様な生物の働きも全てバランスをもって作用していること、それに調和する規則性があることに驚いた。右利きであっても同じである。

方向、を感じること。これは自分の操法《そうほう》の出発点である。そのためにも、まずどこに自分の所在を置くのか、を説明してみることだ。人の考え方の反射は自在《じざい》の位置によって全く違う。それを認めていける体創《づく》りがここにある。自分の位置が説明できるようになったら、そうでない位置についても、説明できるか、試していこう。

誰にとっての技術か

簡単なようで、なかなか伝わらない問題である。素直に、自分にとってである、としたい。整体操法は他者を観ない。自分の体を対象におこなうのである。整体を生計として捉えている方があると思うが、目的が異なっていることに注意してほしい。整体操法は自己訓練から出発し、そこに他動的な延長が生まれない限り、生計とは関わりないものである。道具となり、必要とされ、求める人間が現れたときに生計となる。道具の質を問わないのは、人間の行為に倫理が生じるからである。整体操法は治療ではない。医療でもない。施術でもない。それでは何か。

整体操法とは何か

漢字で理解することが近道だ。操は手でシッカリとさせる、すること。法は目に見えない規則性、間違いを指摘する力のこと。例えば、編み物。人の技術で繊維がセーターになる。これも操法。編み方が違うとセーターはできない。技術が生まれ、求める人があれば、その地域の手工業となる。

整体操法はみずからの体を整え、体の中に法を見いだす実験のようなものだ。才に出発した操法は、自由自在である。人間の可能性は技術となると驚異的な力を生む。

では整体とは何か。古代中国ではその状態に着目する。現在では概ね他者への慰安と施療の技術と受け取られている。これからのからだ、を観ることが整体には大切なのだが、本質的に伝えると「現在進行形で体の運動を観察する行為、そしてそう在る体」を指す。

そうなると、整体操法とは何か。先人の幾多の観察の重なった現象だ。生きている技である。これは、特別視されるべきものではない。なぜなら、生き物すべてがおこなっている行為なのだから。

能の能としての力

重なりに整合性を求めて分解し、それが技術を学ぶことだと勘違いしてしまうと、はじめのボタンの掛け違いはどこまでも進んでいく。私が整体操法の学び方に疑問をもったのはそこからであった。独学せざるを得ない体のおかげだったかもしれない。

手掛かりとして、先ほどの「才」と対《つい》にもちいられる「能」について記しておきたい。能とは内在している力、表出を待つ力のことである。この作用は大人になった後も維持している。本人の自覚も発現も時間と共に変化はするが、内《うち》も外《そと》も環境が整うと現れる。才能がある人とはこれが同時に発揮されうる状態の人だ。能は自覚が大切で、主に健康と関係がある。安定した体で能を自覚することで、継続した運動ができる。能は鍛えられ、蓄えられ、交換ができる。

できる力でやっていく。これが整体操法の学び方だ。才は器を選ぶが、能は既にあるものだ。今ある体の状態を観察し、どのようにしていけばよいのか、常に疑問を持つこと。そして、丈夫にしていく。その繰り返しである。

技術は道具である

技術は今や、お金を出せば買えるものとなった。百円ショップでハサミも買えるし、使い方を間違えなければ切れるものもたくさんある。整体技術も購入できてしまう。技術を買う場合、使い方の説明だけついていて、後の責任を売り手に問うことはできない。そして消費して技術を得たとしよう。問題はどこで使用するのか。使えるか使えないか。もしくは使おうとするのかしないのか。それだけで、すむ。

一方、経済の外にも技術はたくさん生きている。私が関心を持っているのはこの生活技術の方だ。個人に眠るキラキラした技法。その使い方と延長に出来上がった道具は決して消費の対象になることはない。

たくさんの生き物に出会えば出会うほど、活きた技術に出会う機会はふえていく。目に見えるもの、見えないもの、どちらも観察していて愉しい。才を頼りに生きるもよし、能を磨くもよし。生きている技術に出会うたび、謙虚に憧れ、尊敬する。

卵が先か鶏が先か

目の前に使い方の全くわからない古い道具が置かれている。誰が、どんな目的で、使ったのだろうか？　使い込まれ、鈍い光がある。触れてみるとしっかりと重みがあり、手にきちんと納まり、離れがたい気になる。はたして、手に入れたい欲求が起きる。

実は整体操法とはそんな技術なのだ。

使い方を理解する前に、なじむこと。馴染んでいく過程で体が変わっていく。道具に体が合っていくと道具からの働きかけは終わり、使い方が理解できるようになってくる。道具についてアジアの先人は馬に例えたり、鳥に例えたり、大きな魚に例えたりした。新しい道具に若者が即応するように、もっとも必要な道具は相手を選ぶ。道具が認めた人間は道具になじみ、共に変化していく。そこに支配はなく共有が生まれる。

不自由を知る

整体を知る以前、私は二歳の頃より運動として絵を描いていた。絵を描かせていたら大人しいので周りもそっとしておいてくれたのは幸いだった。絵画や造形に関わる場合、道具との付き合いは欠かせない習慣となる。紙の種類ひとつでも、自由に筆が生かせるか、楽に使えるものは何か、など目的と結果が直結しているからこそ、工夫や素材との付き合い方が多彩に広がる活動だった。

表現と道具の関係に三十年かかわって、その後、整体を学んでからは、全く道具の必要性を感じなくなってしまった。それまでは、道具に使われていたのである。

整体によって感覚の変容を自覚すると、欲求が変わる。その結果わかったことは、自分を道具とする感覚だ。自分を道具として、対応させていくと、日常は全く違うものに映る。全ての道具は働きかけを待っていて、人間はそれに動かされ、消費させられ生きている。自動販売機がいい例だろう。コインを入れ、ボタンを押す。すると違うものが出てくる。その仕組み自体が人の興味をそそるようにできている。自販機を探して走り回ることすらある。今や携帯電話やパソコンが人に活動修正を求めてくるようになってしまった。調べ物をすれば、「もっとこうしてみることは可能か?」と要求される日々。しかし、自分の命の活動は限られている。代わりはどこにもない。環境に修正を求められる社会で、道具として使われることなく、独り自分の体の働きに従って自由、自在に生きていいたいのだ。

使い方を覚える

万物斉同《ばんぶつせいどう》、主体が客体に入れ替わって、作用を及ぼす。本当の体の使い方はそこから始まる。自分の体は自分で動かし、実感し失敗し、またやり直す。私は人を動かそうとするもの全てから離れる決心をした。一度《ひとたび》動かされ、利用されていることに気づけば、あとはどんなに小さなものでも、気づいたときに離れてしまうことだ。結果なにが起こったか。スポンと、仕事と家族が離れた。頼まれて断れず続けていた仕事、自分と仕事とどちらが大切かと問うてきた親、パートナー。選択する、という行為からだんだん離れていって、体は独り分の運動で過ごせるようになった。

これが全ての人にとって大切なことかはわからない。しかし、自分の活動が他者の活動に組込まれ侵食されることが当然となっているとき、体は無機的な動きを強いられる。何も自分では決められず、何もおこなわず、ひたすら抵抗し、聞き入れない体だ。固く、乾いて、重い体。その体を持って生きていく、そのことに苦痛、不自由を感じるかどうか。

まずは、一つの動作を最初から、最後まで一人でおこない終わらせてみよう。ゆっくりじっくり丁寧に。そこから始めてみよう。

恒常性を観る

意識の外で体は常に動いてくれている。これを静かに観ていこう。心臓の音を聴く。呼吸の音を聴く。自分が細胞一つだった頃から今まで支え、ときに生み出し、死んでいる。この音は誰が動かしているのだろう？　わからない。わからない不思議で生き物は生きている。

次に脈をよむ。目を閉じて手首に触れる。指でゆっくり触れてみると動きがある。見つけたら、そのまま指で聴いてみよう。指で音を聴く。これはどこでもできる。どこにいてもできる。

体の生理に素直に従う。尿意を感じたらすぐ排泄する。便意もしかり。のどの渇きを感じたら、すぐ飲む。空腹に気づいたら食事をとる。眠くなったら、寝てしまう。生理に間に合うよう生活をしていく。間に合うことが当たり前なのだが、恒常性をなくした体はここからすでに乱れている。リズムが、乱れている。

音楽を聴いて心地よくなることでリズムは取り戻せる。疲れも音楽を聴くだけで抜けてしまう。聴く行為は体の奥深くまで振動として響き細胞を揺らす。骨の中にも響き元気になる。

リズム

体の中にあるリズムは、全ての生き物のリズムでもある。整体との出会いが不調、不具合からだったので、リズムでの体創りは、まず太陽の光に体を温めてもらうことからだった。早朝の光をまんべんなく受ける。強力で、まっすぐな力が心地よく体を通っていく。瞳は閉じ、呼吸と鼓動の中に動く運動をじっと静かに観察する。朝はやってくる。待っていれば、やってきてくれる。これを繰り返すこと。時間は一日五分で充分だ。

リズムのもう少し大きい感覚も感じてみよう。今日の日付を覚え、今日の愉しみを覚えておく。眠る前、紙に書き、もう一つ、来年の同じ日にあるといい願いを一つだけ書く。翌日、この紙を捨て、忘れてしまう。三年も続けると、その日付の前日に願いを思い出すだろう。そして、願いは自分の方向を変えてゆくだろう。

年月もリズムだ。生き物には進行形しかない。なぜなら進む側に知覚道具がついているためだ。後ろを見るのは記憶の働きにすぎない。後ろばかり見て、進まぬまま生きている運動は死への働きかけだ。どんな生き物も年月とともにリズムを刻み、自然と前を向く。十分な体力発揮はその時、現れる。

首

道は、アジアの人の方法論の源泉である。「道」の中に「首」が含まれている。首は支えのこと。首は灯台のようなもの。人間の体には五つの首がある。手首、足首、そして頭を支える首。しっかり動かそう。常にほぐし、柔軟にしておく。足首は一度壊すと、元には戻らない。その代わり、柔らかさを保ち、歩き、動かすことで、一生衰えない。手首を壊すと、徐々に頭の働きがゆっくりになる。手首を回復させるには指の関節を柔らかく保つことと、手首を支える肘、腕のつけ根をよくよくほぐすこと。首をなくしても、手足の場合は肘膝が支えてくれる。残念ながら、頭を支える首は替えがきかない。三十歳以降は首を大切に扱うこと。それだけで、感覚器は常にリズムを失わない。恒常性は保たれる。

重力の遊び

一人で体を調整する場合、周りの道具に頼れないときもある。基本は自分の体重を感覚で覚えて、それ以上の負荷をかけずに体を調整していく。女性でも男性でも先人の鍛え方は、全て手順によって、負担を重力に変え、愉しみながらおこなっていたものが多い。負荷が少なくなればなるほど、上手になっていく。

整体には骨の中の運動も含まれる。髄《ずい》だ。髄を動かすのは難しい。しかし重力を使えば、簡単である。まず手をあげる。声を出す。手を下げる。これだけでも調整は可能だ。この説明ではわかりづらい。しかし、こう伝えるとどうだろうか。遠くの誰かに「やあ」

と手を上げ、まっすぐ下ろして挨拶し、最後に笑顔を残すと、ピタリと体が整う。声の振動が髄にも響いて上下運動に変化を起こすのだ。

眠っている子どもを抱くと、とんでもなく重く感じる。それは力がひとつも意識に上らず、重力にまかせて脱力しているからだ。深い眠りはそれだけで体を回復させ成長を促す。重力を使って、体を丈夫にしていこう。

腕の疲労の回復法もお伝えしよう。両手のひらをいっぱいに広げ、ヤモリのように壁に置く。その上に自分の体をゆっくり乗せてゆく。手は吸いついて離れない、そうイメージして手首を支えに慎重に乗せてみる。このとき、心臓の音を聴く。鼻の先が壁に着いたらゆっくり離れる。たった一度おこなう。その後、腕の重さを確かめてみよう。軽く感じたら成功。重力と首を使っていろいろ遊んでみよう。

間接作用の道具化

楽器を使う人の体を観察する。打楽器であれば、太鼓と人間がくっついて振動が生まれている。太鼓と人間の区別がない。たたいた後の人の体はまんべんなく緩み、太鼓の音と同様、恒常性、つまり生き物のリズムがしっかりと聴こえる体となる。

ある程度、一人の体感覚を意識できるようになったら、今度は対象に働きかけをおこなってみる。むろん生き物が相手でもいいのだが、命ある者同士相手の働きを邪魔しない、傷つけない、優しく扱うことが大切なので、道具として触れやすいものから働きかけをおこなってみる。

いま読んでいるこの冊子を使っておこなってみよう。素読《そどく》といって、声を出して本を読むと一回に二つの感覚器を使って学習することになる。これにもう一つ、指でなぞりながらを加える。はじめから、声に出して、指でなぞりながら読了。そのあと気になる言葉を思い浮かべてみよう。言葉が現れたら、それについて、考えてみよう。間接的に体が働く反応は、自分の特徴であり、対象（この場合、冊子の素読）があることで、それがより明確にわかる。思考を働かせる力も体力だ。胃袋や筋肉以上に、間接作用に敏感で、刺激に弱い。頭の力も丈夫に伸ばしてゆこう。

自歩と行動力

イヌやネコと生活を共にし観察してみる。彼らの行動力の出発は足であることがわかる。いも虫も、前に押し出されるように歩く。歩き始めたばかりの子どもは、ただ歩くことに喜びを感じて歩いている。歩くことが個人を自由にしていく。

自分の体に意識を向け、確認し、観察を重ね、特徴をつかむ。そして、その運動に素直に行動し、恒常性の心地よさを感じる。対象を見つけ、働きかけ、その反応を捉え、相互の作用を受け入れていく。

順を追って少しずつ道具としての体の方向性をお伝えしてきたが、行動力を伸ばすには、歩くことに効果があることをお伝えしたい。あまりに単純なので、指導の立場で常日頃お伝えしても、なかなか実践する意志のある方は少ない。

体の勢いに押し出されるように歩けるのは子どものときのみだろうか。自発的に歩いてきた人たちの体は、その行動力がいかに遠くまでその人を運んでいるかが、動作からわかってしまう。脚力を身につけることは、自信を創る。物理的に難しい方でも、歩くことはできる。自分で歩く意志を持って行動することだ。自分を動かそうとしていると周りも動かされていく。行動力のある人と共にいるとリズムが生まれ、恒常性は広がり、動かされてしまうものだ。

休息と休養

自分の体はたった一つ。代わりはどこにもない。「疲れているが仕事は休めない」、そんな会話がくり返されてきた。仕事は命を省みない。しかし、命は期限がある。生命の流れに逆らって生きている人がたくさんいる。鮭が川を遡上《そじょう》する姿と同じなのだろうか。鮭には目的があるが人間はどうか。命としては切ない。

整体では体を休ませる方法も操法である。まず、休息。息を一つずつ休ませる。一生分の呼吸の数も決まっているから、これも先人たちは大切に扱っていた。出来る限り深く、ゆったり保つこと。

ため息、これはゆっくり大きく伸ばしながらハアと吐く。すると悲しい気持ちと共に虚しくなる。結果、行動が止まる仕組みだ。ため息をつかせる運動にはお休みが必要なのだ。

呼吸が乱れたときは咄嗟《とっさ》でも横になろう。横になって待っていると、自然にゆっくりと鼻から腹式呼吸が始まる。これが体にはいちばん優しい呼吸だ。私自身、呼吸法を学んでいたおかげで、かえって過呼吸を起こした経験がある。仕事で使うので無意識におこなってしまい、息を吐きすぎ、体内の二酸化炭素が急激に増えてけいれんを起こして倒れてしまった。過度な緊張から体調を崩していたときでもあったが大変勉強になった。生命は持ち主が間違えたときは厳しく指導してくれるものだ。

休息を知ると、休養の充実も解ってくる。休養が必要な場合、最低でも三か月間はじっくりリズムを変えて生活すること。一年の単位で体の運動を見直そう。数年かけ、戻してゆこう。独り分の体力でおこなう養生は気永《きなが》におこなうのが良く、腹式呼吸を続けると慌てる動機がなくなり、時間の意識も変わる。

心と体の境界線

心について、様々な研究がおこなわれているが、どの位置に心が存在するのか、わかってはいない。整体で心とするものは体の働きから現れる影のようなものかもしれない。影の濃淡の変化は本人が存在しなくとも、残る場合もある。心自体をものとして研究するのではなく、だからといって、精神と同じに扱い、医学のように処方を扱うこともしない。宗教のように魂まで突き詰めることもないし哲学のように不変性を求めることもない。あるのは、体の働きから心の拠り処を観察することのみ。整体は徹底的に自己観察を重視する。観察力を鍛えよと学ぶ。

私が感じている心はたくさん存在している。体の感受性を細《こま》かにしてゆくと、その働きは顕微鏡で小さな動きを追いかけるように刻々と体が動いているのを見いだす。心にもこの方法を使うと、どこかに、途切れやつかえや塊や冷たさ、古さ、固さなどが感じられる。その中でも勢いのある点、対象となる人の元気な様子と働きとがつながる点を心として見つめていく。すると、体の運動が変わり始める。またその反対も起こる。月が変化するのと同じように、満月でも新月でも同じ心が映っているのである。

全ては体から出発している

全ては体から出発している。なぜなら、事実存在し、自覚できるのが自分の体感覚のみであり、それを頼りに生きていく他にないのだから。

妊娠初期、母体の運動を観察していると、独りの人の中に葛藤が生まれていくように感じる時期があった。自分の一部が変化し、女性は生きた保育器となり、一人の体ではなくなり、数人の人として生きている。不思議なことだ。子どもの発生と同時に、それまでの感じ方すべてから抜け出て新しい人になっている。体は常に新しくあろうとする。

乳児の遊びもまず自分の体の観察から始まっている。目が見え始めると、ぼんやり見つめたり、自分の手を動かしながら不思議そうに眺める。体の一部を確認することが自覚を促し、感覚を成長させる。

何かに夢中になっているとき、体は一つの働きにまとまっている。これを昔は入魂といった。遮二無二おこなって本人にも計り知れない体力を発揮する。体の感覚を鋭敏にしていきながら、体を忘れるような使い方ができれば、体を本当の意味で命の活動として無理なく使っていることになる。無になる体があるのだ。

むすんでひらいて、開いて結ぶ

開いているのか閉じているのか。「骨盤運動は体の動力に大きな変化を起こす。そして骨盤開閉の働き方は人間の性質を支配している。」こう結論を出したのが整体である。この結論はいまだ進行形で、学問になるのかどうかはわからない。しかし骨盤運動の観察を続けていくと、他の動物の開閉運動との比較から、感受性の特性を表すことは難しくないように感じる。特に動作比較なら、生物全体の開閉運動として大枠で捉えられるし、適応の観察も、もっと集めやすくなるだろう。

そもそも、オスの動きとメスの動きの違いは種の比較より容易だ。メスは開いて閉じる運動、オスは閉じて開く運動をおこなっている。男の子の遊びの特徴は摑《つか》むことである。なんでも摑みたい。そして放すことが難しい。女の子の遊びは与えることであるそして奪うことだ。その感受性を自分の感受性として観察してみよう。

雌猫といると、呼吸が緩む。雄猫と遊ぶと手に何か持っていないと落ち着かない。同感が起こるのだ。

開閉運動は、そのまま後頭骨とも連動している。男性の記憶は閉じているので常に修正保存だ。これも忘れる運動が起きにくいため。女性の記憶は開いているので常に全てを初期化した上に容量を増やす。つまり忘れる。思い出すことがあっても危険回避のための記憶だけが残っている。骨盤の可動性と運動傾向。その柔軟さが思考運動にも現れてくるのだ。

自己観察のすすめ

自分のことがわからない。そこで、わからない理由を知りたい、と求めていれば、もう少し自分への接し方も変わっていただろう。しかし、私にとっては理由より、その仕組みや過程の方に好奇心や関心が強かった。解らないことの周辺を発掘して、わからなさを明確にしていく。時間はかかるが、そうさせている何かは見えてくる。

絵を描くとき、対象物の何を観ているのか。画家の視点は対象自体と画家との同感覚ではないだろうか。リンゴを描くならリンゴの質感の覆《おお》いの中に意識を映し出す。リンゴが彼、なのだ。

自己観察は感覚を使った謎解きだ。動機は何であれ、本気で取り組むと、その効果はある。他者との関係性に悩んだのがきっかけでもう三十年続けている。いや続いてしまった。この行為は成長を促す。感覚器官は感情を持たない。嫌悪感は感覚に意識を集めればすぐ変化してしまう。感情は生理作用であって、運動発散で解消していく感覚も自己観察のおかげで理解できるようになった。目の前に起こる快不快の感覚は過去の経験の興奮のまとまりを新しくし、忘れやすくしてくれる。

ここからは、自己観察の実践を説く。

運動の痕跡

言語を読む、書く行為はそれぞれ別の運動だ。読んだものを認識する、書かれたものを読む、これもまた違う運動だ。体の理解の仕方は一人一人違う。観察と運動の痕跡から、複雑化する人間の行為をいったん解き、負荷を観る。ある人は癖と読み、ある人は才を生むといった。これも観察者の運動特性によって違う。多様な運動理解の幅を認め、道具化を広げる。癖なら、連続性と動機、才なら、可能性と動向を観る。整体を受け入れた体としてここにあらわすとしたら、私にとっては素《そ》を起こすことだ。関係性と動感。窮屈な服を脱ぎ捨てたときのように、身についている運動の負荷から解放する方法として活用し、素直な働きに帰っていく。その仕組みや構造を一度ゆるめるために、単純化をおこなっていく。素には力が全くない。素が現れるまで、ひたすら単純化に取り組む。

単純化の中身

単純化とはどういう作業か。これは、ある運動をどのように学習し身につけたか、を再度体に聞いて、その手順を簡素化することである。歯を磨く行為一つもかなりの手順で成り立っている。その一動作をはじめから、終わりまで、意識しておこなってみて、負担や抵抗がないか確認するだけで、その後の歯磨きの運動は簡素化する。遮二無二、歯磨きするのも面白い。

習慣化した動き、いつも定位置に置いてあるカレンダーや時計など、環境が運動を複雑にしている要素も見つけていこう。忘れ物は、またとない運動修正の機会だ。何を忘れたかだけにも、単純化できる体の運動が大きく関係している。いつどこで何をどのような状態で忘れたのか。単純化の技術を道具として使ってみよう。

体理は倫理

学《がく》を問うことの難しさは、その影響にある。文字に残せること、残さずに伝えてきたこと、過去の方法論を現在の課題に実用し、間違っていた場合の記述が残されていることは少ないのではないか。

しかし、体が間違った運動を修正する働きは必ず持ち主に課題が渡される。本来の体の働きがどこで発揮されるかの違いはあるが、重要な点は快復力の捉え方である。例えば素直に発育運動が表れている子どもなら、ケガをしても、その後の運動修正によってみずから気づき、学び直した体は、快復力が以前に増して丈夫になっている。若くて体力があるから快復するわけではない。間違いに気づき柔軟に対応することによって快復力が鍛えられたのだ。傷ついたとしても、快復の智慧は常に厳しい上に立って、なおやさしい。優しさを創るには日常的に愉しく体を使うことだ。どんなことも愉しくおこなうことで、その運動は健康を向上させ、同時に環境への負担を軽減する働きがある。

技術の限界

このように教わったからと、ずっと同じ方法でいき方を変えない人もいる。技術は捨ててもよい。技術は古くなっていく。そのことに気づかないこと自体、生きている人が古くなっていることである。これまでたくさんの技術が捨てられてきた。目的を持つ道具は捨てることができる。

パソコンや携帯電話などはいつでも捨てられるはず。実際はどうか。どうして離れられないのか。関係性を利用した価値の仕組みが生きているからだ。人間にとって、価値より大事なものは関係性だ。関係性はネットワークとなって、生きた活動をおこなう。

常時接続だ。道具に頼り、頼る姿勢で、生きていく。

まずは自分の道具化、そして道具化の延長で目的を持つ道具があることを自覚するためにも、捨てることを学ぶ必要があると感じる。

生活技術はそれを使う人が生きている間で役目を終える。しかしその運動はどうか。運動の痕跡が新たな人の道具化の手助けとなる。整体を学び始めてはじめの実践課題が、それまでの技術を全ていったん捨てることにある。生きた年数だけ、手の中にはつかんで離せなくなっている技術、生き抜いてきた技術を持っている。私の場合、描くという運動、そこから離れるのにとても苦労した。いったんつかんだものは放すこと自体、恐ろしく不安なものだ。

経験より、気軽さを

限界は人を壊す。今まで体を観察してきて、技術に体が合わず快復に間に合わなかった体も観てきた。高い技術を求められる職種ほど、壊れ、途中で仕事をやめる人の多いこと。壊した後の体をそのままにして、そのため心まで壊している人も少なくない。これは技術と自分を同一に感じ、そこに誇りや自信を持っている人に顕著だ。技術を簡単に捨ててしまえることさえ想像できないほど、道具に使われている体だ。

技術に美を感じる日本人は多い。技巧に美を感じる体を持つ人は凡庸を嫌う。矛盾しているが単調な人ほど技術を好む。職人は、技術を捨てることをせず、体を壊して仕事を終える人がほとんどである。そしてそれも美徳とされる。つまりつかんだまま離れることなく、生きる。ところが、離れてみれば、以前にも増して、感受性は軽く、明るく、柔軟になれる。整体技術でさえ、今日にでも、捨てられるだろう。

本物の職人は別として、壊れたら、さっさと諦める体を創ることだ。体が向いていなかったのだ。もしくは古くなり、通用しなくなったのだ。事実を認め、観察しよう。体のおこないを肯定する働きを創ってゆこう。命とそれを守る健康は一人に一つしかない。放す方法を二つ紹介する。この仕組みで、いろいろな放せないものとの関係を見直してみよう。
○目を閉じ、利き手親指を包んで拳をつくる。手の中に何があるか、想像する。それを紙に書く。今度は利き手を開き、手の平を上に向ける。目を閉じ、口を軽くあけポカンとする。このとき、手の中に何があるか、想像する。それを紙に書く。どちらの状態が心地よく感じるのか観察する。確認したら、その紙を破いて捨てる。

○男性はつかむ力が強い。その場合、日頃からゆっくりつかむ稽古をすると、手が離せるようになる。コップに半分水を入れ、飲み干してからゆっくり、テーブルに置く。起床時におこなうと呼吸が緩みやすくなり、発想も緩む。

終わる、終わらせる

体には波がある。厄年などは馴染みもあり生の勢いが盛んな年代に設定されていて、体理にかなっているなあ、と感じる。どんな人にも仕事の終わりがある。体の変化に合わせて、その波をいかした体の使い方を新しく学んでいく。老化は学びだ。何かを面倒だと感じるようになったら、老化が始まっている。そこから今ある生活の中に終わらせることを見つけ、実践していく。小さなサイズにして少しずつ終わらせていく。すると老化は成長であることがわかる。ポカンと空いた、終わらせた後の空間に何か欲しくなった時が成長のときだ。終わらせる運動を紹介する。

○ノートを一冊用意する。はじめのページから最後のページまで気に入った文章を書き綴ってみる。途中で書き間違えても、そのまま進む。書き始めたら終わるまで一回で終わらせる。終了したら、最後のページから読み始め、はじめのページまで一回で読み切る。

抵抗という魔法

無意識のうちに自分が発する言葉。その言葉の力に動かされている自分に気づくこと。言葉の使い方を意識して、観察してみよう。開いた言葉を使う人、閉じた言葉を使う人、これは骨盤の開閉と連動している。閉じた言葉には、言い切りや歯切れの良さがある。開いた言葉には空間の広がりや、ゆったりとした感覚がある。否定の形で口火を切るような、そんな話し方をしていないか。「いや」「でも」「そうかなあ」。無意識に使って、意識の流れをせき止めていないか。これは体の中に抵抗を持った状態がある証拠。この抵抗は行きたいところを自分でせき止めている、勢いを隠している。こうしたいのに、できない、と決心している場合もある。この魔法をどうやって解除すればいいだろうか。

意識して、否定を使って会話をおこなってみよう。すると面白いことが起きる。対話の相手も同じように否定を繰り返し始めるのだ。

抵抗に有効な方法は沈黙である。この沈黙を意識して使えるようになると、体は抵抗の効果を心地よく使い始める。「いや」は「いやあ」に変わるし、「でも」も「でもねえ」と独り言のように変化する。しばしまた沈黙。

もう一つの方法はモノローグを繰り返しおこなうこと。心の中で見たままを言葉にし、それに否定形をつけてみる。すると、思考速度が変わり、言い訳やこじつけや正しさや反例をおしゃべりし始める心の声に気づくだろう。その声をじっと最後まで聞く。すると眠くなる。抵抗にもう一つ抵抗する力を思考運動で加えることで、神経運動が体を休ませようと眠くなるのだ。そしてちょっと横になり眠る。するとすっきりと目覚める。抵抗に対して余裕を持とう。

沈黙は感覚神経の声

自己観察とは、感覚器に注意を集めることではない。思考運動を休息させ、空っぽにしていく作業だ。食べすぎた消化器の疲労回復には減食し、水分補給を保ち休養させる。これと同様、感覚器への神経運動を極力低速にして、意識の分散をはかる。

人間にとって感覚器の安定は、歩くことにある。歩き続けると思考が働かなくなり、意識は体内の運動に向かう。このとき重要なのが手に何も持たないこと。何も持たず、ゆったりと、ただ歩く。外部の刺激が体に入ってきてもそのまま、受け取っていく。歩く刺激で思考運動が働き始め、意識内で、記憶の連鎖、音楽や画像が現れるかもしれないが、それもそのまま観察し続ける。そのうち思考は終わり沈黙が生まれる。頭の中に「沈黙が現れる距離」がつかめてくれば、少しずつ歩く距離を伸ばしていく。

私はバス停を使って距離を伸ばしていった。はじめは一時間も歩くと疲れてしまい、バスに乗っていたが、沈黙が現れてからは、二時間以上歩くと落ち着くことがわかった。自発的に夢中になれる運動であれば、歩く運動でなくともよい。その間、沈黙は思考を鎮静し、神経は元気になる。

諦観と無理

諦観は観察方法の一つ。しなくてはならない、と押しつけにあったとき、ほとんどの人が従うか、反抗する。そのとき諦めてみるのだ。諦めは、生まれてすぐの乳児でもおこなう身を守るすべである。おなかが空いて泣くとする。周りが気づかないと乳児は体力温存のためすぐ諦め寝てしまう。

何かを押しつけられたら、まずは諦めよう。その後、自分の感覚に集中する。すると、力が湧いてくる。いったん静かに受け止める。そのあと行動する。これが諦観の力だ。

自分で止められない力を止める観察方法として、無理をすすめる。無理とは終わりのこと。あくまで自分が自分に宣言するのであって、人に対して使用すべき言葉ではない。

無理はとどめ、としても使える。なかなか気持ちが切り替えられない時や諦めたくても諦められないときは、固く締めた瓶のふたや、こんがらがった毛糸、はがれないシールなど、解除するのに大変手間のかかることに取り組み、一度「無理!」と声に出す。そしてやめてみる。すると、無理は体の中をすんなり通り、諦めがつく。体力もつく。

無理の運動変換は無駄の重要性を体に覚えさせる。

独りの人を観続けること

あらためて、これは独りで、自分というたった一人を対象としておこなう整体操法の小さな小さな技術であることをお伝えしたい。

私がこの技術を受け取ったときも、全くすべなく始め、少しずつ、反応をつかまえ、一つ一つの運動をつなげてきた。継続する力を持てるようになるまでは、地道におこなった結果から、新たな方向を模索する以外に道はない。しかし体はいつも、自信のない自分を押し出して前向きに進めてくれた。自信とはおこないの結果であって、経験や条件で決まるものではない。三年も継続して観続ければ、運動へと変わる。つまり、継続していく力も操法技術であって、愉しく面白く関心を持って続いてしまったら、その運動は養われ、次の運動欲求を起こし始める。飽きたらすぐやめること。これも覚えておこう。

関係性と生き物

日本人の虫に対する感受性は情緒豊かである。小さな生き物の存在に、恐れおののいたり、喜んだりする。虫にそれだけ同感を及ぼす力があることが、観察しているとわかってくる。彼らの多様性は我々の手本とみても間違いないと感じる。蚊に刺されただけで一日落ち込むことだってあるし、蝶の飛び方に誘われて、ふらふら、出かけてしまうことだってある。つまり、虫にその技術があるということだ。

女性は花を好む人が多いが、性としての憧れを花から学ぶ。花の魅力は次に種を持つ未来の準備にある。女性がその美しさに魅了されるのも自然なことだろう。

植物も生きてゆくために環境への働きかけを常におこなっている。動植物への関心が高ければ、それはそちら側からの働きかけに反応する自分がいるとみてよい。技術は生き物共通の道具である。整体の技術は関係性を変える技術でもある。相手に押しつけることなく、どのように関係性を結んでいくのか、他者との関係でどの位置に立つのか、で自分を整えていく。

型の工夫と形無しから見えること

お稽古、と呼ばれる世界に型はつきものである。一方、形無し、という言い方は困りものという意味を含む。日本では型を模倣できる能力を上手と呼ぶ。関係性から体を自発的に整えていく整体は全く形無しである。型を模倣する世界の外にある調和とは何か。これを見つけていく。形無しでもできることが体の反応だ。型は工夫の余地を残すことなしに組み立てられている。その代わり、はずす、ことができる。形無しの場合、全く格好はつかないが、関係性においては自由である。時、場所を選ばず、どこでも始めることができる。自分の空間さえ確保できれば自発的におこなえる。まずは体裁や面目から離れて、関係性に注目しよう。関係性の調和を意識し、みずから働きかけを繰り返しおこなってゆこう。

型で体を使ってきた人には、型を外す作業が必須である。型を外す年数は、型を学んだ年数と同じ程度かかることを覚えておこう。私はデッサンを学んだが、デッサンの型が体から離れるまで、自由に筆が動かせなかった。自由に線を引けるまで、学んだ年数と同じくらいの時間を要し苦労した。調和から発展してゆけば、型から自由になるための創意工夫は自然と生まれてくる。

落ち着きは空間感覚

自己観察で自分の中に観察する人が現れると、一つ一つの動作の働きの調和しているところに自然と注意が向く。落ち着く場、というものが調和を創る上でも必ず必要になってくる。落ち着く、という感覚はどんな感覚だろうか。自分に落ち着きを与える空間を探してみよう。可能な限り歩き、自分一人で行動し、目的を創り、それを終わらせてみる。関係性は、空間が大きければ大きいほど作業工程が複雑になるが、一度感覚をつかむと関係性自体が新たな関係性を生みだす。

ここからは、関係性で自分を整えていく方法を説いてゆこう。

これまでの指導で見えてきたことがある。礼の働きだ。道という方法論はこの礼を特徴づける。挨拶は矯正を伴う。しかし、礼は規則性をつくる。整体操法は訓練の過程に礼を生み出す。礼は謙虚を具現化したものである。生命活動はこの礼を掟としている。どんな生き物もこの礼にそって、道筋をつくり生きている。関係性に働きかけるとき、はじめにこの礼を学ぼう。

謙虚さとは何か。これが、礼を学ぶ初歩だ。礼を知るには無礼を知ること。働きかけに無反応であること。これが無礼だ。呼びかけに応えず、自分のルールに従って生きようとするもの。これを非礼という。みずからの無知に気づけば、自然に礼は身につく。

もう一つ、整体は暴力を受け入れない。どんな結果であれ、暴力を持つものには礼は生まれず、道から外れていく。これもまた、操法をおこなっていると起こる現象である。礼儀、といわれるものに従う人は多い。それが正しいと考える人も多い。しかし、本当に実行力を持つ働きは礼を具現化する行動力である。体が礼として動くとき、その動作は美しい。礼は従うことではない。礼は尽くすことである。親しい間柄になればなるほど礼は軽んぜられ、力をなくす。自分以外の働き全てから学ぶ姿勢、その動きがそのまま礼となって関係性を動かす。

哺乳類と遊ぶ

背骨を持つ仲間たち全てが関係性を学ぶ機会を与えてくれる。なぜなら、みな同じ数の頸椎、胸椎、腰椎を持っているから。空間認識や大きさ、住んでいる環境適応、哺乳類の多様さから人間を観る方が、運動構造は理解しやすい。特に社会性を持つ動物と遊ぶことは、自分の体感も含め学べることが多い。中でも家畜は長年、人間と共に適応を交感して社会性を高めてきた。彼らの遊びに協調してみよう。わからなければ、観察を始め、対象の動物のことも詳しく学ぼう。非言語《ノンバーバル》コミュニケーションは感覚がいかに大切かを教えてくれる。

以前、生後三か月の子豚とかくれんぼをしたことがあった。ずっとまっすぐ声を出して私を探すさまに連帯感を感じ、私の姿を見つけたときの子豚の喜び方も興味深かった。また、どこに触れたら緊張するのか、どこに触れると喜ぶのか、とてもわかりやすい。触れ合うことから自分の感覚を観察してみるのも愉しい。触れる前はきちんと礼を尽くそう。

○動物の五つの首に触れてみよう。これは関係が馴染んでいないと難しい。しかし、自分の首の観察と柔軟性を身につけていれば、触れることもできるようになる。よく緩めてあげると、とても安心してくれる。動物を家族に迎えている方は覚えておくと健康状態もわかるようになる。

植物と出会う

植物と動物、その違いはよくわからない。しかし、日々植物たちに囲まれ、愛で、鑑賞し、その命を食用として生活させてもらっている。特に日本人は竹や木に囲まれて生きてきた。大きな木に対する信仰、食用である穀物、米への信頼。あまりに身近だが、関係性はどうだろうか。日本庭園、西洋庭園、自然公園、植林の山、竹林。足を運んで、その場で植物と自分との距離を見つけてみよう。

以前、自宅の庭で面白い体験をした。初夏だったが庭に椿が植わっており、ほうぼうに枝が伸びていた。はじめはぼんやり見ていたのだが、何やら息苦しい。ふと、枝に目をやると、つる性の植物に巻き取られていた。それは幹にも及び、私自身が急に不快な感覚に陥った。慌てて、その蔓《つる》を引きはがしてしまった。すると、何とも言えない解放感を感じた。たぶんそのとき、椿と同感が起きたのだ。

特に大きな木と出会うと安心感を得る。確かに植物は生きている。生きている、という感覚をもって触れていく。野菜を切るときも、必ずきれいに離れる部分がある。鮮度があるところを見つけ、そこから調理する。

人間と共に変化してきた植物たちに触れてみよう。そのことで学ぶ五感は感覚器を鋭敏にする。特に嗅覚、味覚を、植物で刺激してみよう。もちろん感謝の礼も忘れずに。

動線を追跡し、その先にあるもの

目的を持って出かけ、その場所からわかること。そこに自分とその場所をつなぐ運動を残す。コンビニエンスストア、駅、バス、電車。人がたくさん集まる場所には、人を誘導する指示サインがたくさん用意されている。指示が多く存在する場所で、どのように関係性を保つのか。人を動かそうとする環境で、どう自発的に行動するのかを試す機会だ。自分の道具化の始まりである。

まずは足元を観察する。ゆっくり歩いても安定して空間が保てる場所。利き手、利き足が動作しやすい空間を確保する。次に自分のリズムで歩けるかどうか。これが難しい。しかし自分のリズムで目的地まで行くことができると、かなり生活が変わる。いつも意識しているのは、一歩だけ先、のみに目を向けること。すると一歩進み終えると次の一歩が目の前に現れてくる。一歩ずつ歩く、を繰り返すと二、三歩先の歩く位置が確保できるようになる。

自分のリズムで歩くと、改札や券売機、レジで並ぶ場所もどこか先に決まっていることに気づくはずだ。目で見つけてそこに向かうのではなく、足が向いた方向から二、三歩先を観るようにする。これを学んだのは、ハイキングに誘われ、はじめて岩場を登ることになり、おそるおそる三点確保をとり、慎重に足場から腕の連鎖を体感したときだ。人間は四足歩行を思い出せる。両手両足を同時に、赤ちゃんの頃のようにしっかり地面につけると、脳の運動はお猿さんの感覚にもどる。

私は、水を、飲む

一挙手一投足。ハチやクモが獲物を捉える瞬間、まるで相手を包み込むように全ての足の動きはまとまっている。人間の場合、手を使う行為、これを全身を使って、おこなうようにすること。単純化が進んだ体は、全てを一つの物事として受け止める体となる。複雑化したものからも自然に離れて、独自に運動を起こすようになる。

日本語からも、なぜ整体が日本で生まれたのか、がわかる。動詞のみで生きているのだ。日本で生活してきた人々の生活技術である。動詞一つで、全ての行為を完結させてきた。私がここで記述する行為も、動詞をいったんおいて読んでもらうため、「こと」を多用する以外に伝え方がわからないのだ。

体一つの感覚を道具化してみよう。動詞を一動作で完結するには、ここまで一人でおこなってきた自分に対する自発的なアプローチが、反応の速度となって発現すること。「わたしは、みずを、のむ。」この運動なら「のむ」運動を完全に終わらせる。全身を使って、「のむ」にはどうすればよいか。

手本は、乳児である。本能的に飲み込む運動は、飢えや渇き、といった一切の生命活動の維持の欲求に従っている。吸う力だけ持って生まれてくる人間の子どもの力。寝たきりの状態から、泣くことで要求を訴え、与えられたものを本能的に見つけ、吸収し、栄養にして成長してゆく。その状態から、まずは始めてみるのだ。

体を使い、汗をかき、空腹と渇きを創る。その上で、たっぷりの水を、素手で、両手ですくい、飲み干す。ゆっくり、ゆっくり、勢いにまかせず、一口ずつ飲むことに集中してみる。目を閉じておこなうこと。体に要求する力があれば、水は甘く、どこまでも体を潤す。ゴクゴク喉を鳴らして、じっくり水を飲む。在るものを「のむ」のではなく、渡されたものを「のむ」のでなく、強要されたものを「のむ」のでもなく、ただ、飲みたいものを飲む人になる。飲む人は、どんなものも、飲めるか、飲み込めるのかで、体を使うことになる。これが、自分の中にいる自発的な運動の人なのだ。

私、の中にはこうして、はてしない動詞の人たちが常に動き、細《こま》かに関係を保ちつつ、働いている。

うごく、ひとから、じりつするひとへ

一つの動きを一回の動作で始め、そして一回で終わらせる。こんな楽なことはない。自分という動物の運動性と、環境との関係性。関係性から運動観察をおこなっていくことで、整体であるということはどんなことか、を実感してきた。

みる、かく、たべる、あるく、はしる、わらう、おこる、なく、あそぶ、やめる、ねる、おきる。動機ありきのその人は何をおこなうにも、道具はいらない。よって、言い訳の

できない体となる。体に素直に生きることは、支えを支えと、一度は気づける体である。まず動くこと。そしてそれが動いてしまうまで、やってみることだ。

熟達した主婦は同時にたくさんの小さな動作を組み合わせて、反射的に家事をこなしている。運動連鎖をこなしていくと、家事全般は流れるようになる。仕事とは本来動作の積み重ねでできている。生活することは動作の連続性である。

仕事によって動けなくなった人の体は、それまでが動きすぎか、他の運動に侵食されリズムが壊れてしまったかのどちらかだ。動けない経験から学ぶべきは、動こうとしないことだ。昔はこれを不動といった。決意のことだ。そして、自立とはその場で立ち上がることだ。動かされず、みずから動くことのみに生きるという宣言、それが自立運動の始まりである。

生命の働きの妙

妙とは、深くて、なんだかわからないけれど、じんわり有り難いなあと感じいってしまう状態のこと。

自分の足で立つと、そこから見える景色は一変する。自立した乳児はもう乳児ではない。歩く一人の人だ。歩く一人の人にはもうその人自身の力が発揮し始めている。歩くと、歩けるようになる。その喜びが運動を加速させてゆく。自立して、ものを見てみると、目の前のことがはっきり感じられる。自分のおこなう行為一つ一つが環境を変えていることに気づく。わざわざ、私は、と伝えなくとも、その働きは他者から観ても、まったく違う人のように映る。自発性とは自立した働きから生まれるのだ。

自分の働きが作動し、動いてしまったら、自発の人としての活動が新たに始まる。誰かに頼まなくとも、自発の人には自発を助ける働きが周りに生まれてくる。新しい出会いや新しい環境が創発される。運動現象として、創発を起こす人。これが一人の人の道具化の完成だ。独りの人が一人の人として自発的な運動をみずから起こして、活動すること。幼少時の成長としての自発運動との違いは、意識的に修正した経験を創意工夫した結果の自立にある。

単純に思える一つの運動を丁寧に自分に合った調整法でおこなって得た自在な体は、体が生んだ智慧だ。生きている間に起こる現象すべてが生命の不思議な力である。なくなるその日まで、死につつあるのではない。生きつつ、なくなってゆく。妙の深遠さは人を謙虚にさせ、自在になった人は自分という働きを素直に自然の関係性へ差し出すだろう。命をつなぐとは、そんな事実だ。

自分の中に生きる人

独りきりで始めた操法は、完成する。完成とは終わりがやってくることでもある。ある日、操法は始めた本人から、離れてしまう。その運動のことを忘れてしまうのだ。決して、飽きたり、いやになることではない。それは生理作用に近い。おかしくなって笑う。感情は生理作用だ。おかしいことが終われば、笑う必要がない。ただ、記憶として、体には置いたまま、生きていく。

私が教わった勉強の多くは、記憶を使って知識を体に覚えさせ、数値化したり、正確さを求められたり、学習させられたものが大半だったが、どうしてその必要があるのか最近まで不明だった。しかし、理由はある。西洋的思考において科学は重要だ。演繹《えんえき》、帰納、この方法論は実学にとって、必要な能力を育てるのだろう。しかし私は、「勉強が向く才」を持つことがなかった。

それでも三十年、自己観察を進め、感覚を備蓄し、経験を精度化し、神経の発達と老化を経験し、運動として生き抜いてみて、実感するのは、操法の数々がお互い協力したり反発したり、冷えたり固まったり、パニックになったり、とりあえず凌《しの》いだり、とにかく並列的に体内でプロセスを全うしようとうごめいているだけのように感じるということ。つまり、予定も予測も未来も現在も過去も実感なく、生まれてからの運動が延々広がりつつ、事実に対応しているだけであって、その仕組みは、ミミズやナメクジとあまり変わりないもののように思う。

実際私が整体操法から観察する他者の運動は、動作をどこから創《はじ》めようとしているのか、しか映らない。目を動かすそのときに、そう動かす背景に空腹がある、とか、ため息をつく深さから、数年分の我慢を読み取ることになるのだ。顕微鏡と望遠鏡でひたすら対象運動を反射的に観続けているといってもいい。自分に対しておこなう運動としての感覚で環境を受け入れつつ、それのみで生きている。

人間一人の中には今まで生きてきた、たくさんの人々がいきいきと躍動している。一つの動作にその痕跡を感じると、自分という生きている人を、「大切に優しく」見つめていけるのではないかと思う。

終わりに

ここまで、はじめから読み進めていただけて、感謝しています。道順《どうじゅん》は、私が整体に出会ってから、三年ほどの経験の過程を私の言葉で書き綴ったものです。

それまでの私という働きは、途方に暮れる、がピッタリの人間でした。ですので、大人の迷子でした。迷子にできることは、迷子ですと誰かに伝えること。

有難いことに、四歳の頃、買い物好きの母から「迷子になったら、ハッキリ大きな声で名前と年と私の名前を周りの大人に伝えなさい」と、デパートのバーゲンセールへ連れて行かれるとき何度となく聞かされていたおかげで、困ったら、大人になっても叫ぶことができました。自分を表明することはその人自身を助けることなのです。決して、自己主張することではない。誰かを、本気で、呼べば、誰かが聴いているものです。

今、道順の前に一人、立っている人がいます。道に迷っていることを認めたとき、そこに何だかわからない、誰か、を感じるかもしれません。そしてその出会いが、これからの人。

これからの、からだを持つ人への、準備となるのです。

あとがき

整体の専門用語とは、動詞である。ここから読み始める方もあるやもしれないので、そんな言語をどう読み解いてくださるか、そこを愉しみにしている。

技術志向の日本人の感性を偏りと観ていいのではないか。あらためて、そんな問題も浮かんでいる。

おおらかな、柔らかな感性は、この先どのような環境から生まれてくるのだろうか。美というものが整体を方法として提示しているのではないか、と私は、密かにかんじている。

日本において仏教思想から発展した美の限界、西洋思想から発展した、構築の限界。整体操法は常に現実の体から出発し、可能性を支持する。その働きのみ、ただ、信頼している。

整体 6, 10, 25, 39, 46, 53
整体技術 2, 6
整体操法 9, 10, 11, 12, 37, 41, 51
生理に間に合う 16
創発を起こす人 49
操法 8, 10, 22, 50
素読 20
素を起こす 28

た

ため息 22, 51
単純化 28, 46
男性 26, 33
調和 39, 40
沈黙 34, 36
諦観 36
抵抗 34
手首 18
同感 26, 27, 38, 44
道具 2, 9, 12, 13
道具に使われる 13, 32
動作 48
動詞 46, 47, 53
動物 42
独学 2
閉じた言葉 34

な

入魂 25
乳児 25, 36, 46, 48
妊娠 24
能 11
飲む 46
非言語《ノンバーバル》コミュニケーション 42

は

パソコン 14, 30
花 38
放す 32
バランス感覚 8
美 32, 53
否定 34
人 6, 51
独り分の運動 15
開いた言葉 34
非礼 41
腹式呼吸 22
不動 48
無礼 41
勉強 50
方向を感じる 8
暴力 41
哺乳類 42

ま

迷子 52
道 17, 41
妙 48
虫 38
無駄 37
無になる体 25
無理 37
メス 26
モノローグ 35

や

優しさ 30

ら

リズム 16, 17, 18, 19, 21, 48
倫理 9
礼 41
礼儀 41
老化 33

わ

わからない 26
忘れ物 29

索引

あ

飽きたらすぐやめる …… 38
足首 …… 17
遊ぶ …… 7, 42
歩く …… 20, 35, 45, 49
生きている技 …… 10, 12
生き物への関心 …… 8
命 …… 22, 32
命をつなぐ …… 50
動かそうとするもの …… 14
腕 …… 19
オス …… 26
落ち着く …… 40
大人 …… 6, 7
終わらせる …… 33
音楽 …… 16

か

快復 …… 30, 31
快復力 …… 29
開閉運動 …… 25
過呼吸 …… 22
家族 …… 14
型 …… 39
形無し …… 39
型を外す …… 40
体 …… 15, 20, 23, 24, 29, 33, 46, 48
感覚器 …… 27, 35, 44
関係性 …… 30, 39, 40, 41, 44
感情 …… 27
記憶 …… 26
技術 …… 2, 6, 9, 10, 11, 30, 31, 37, 39, 53
休息 …… 22
休養 …… 23
癖 …… 28
首 …… 17, 43
継続する力 …… 37
携帯電話 …… 14, 30
謙虚 …… 41
行動力を伸ばす …… 21
呼吸 …… 22
心 …… 23
骨盤運動 …… 25
骨盤開閉 …… 25, 34
言葉 …… 34
子ども …… 6, 7, 20, 24, 30
子豚 …… 42
これからのからだ …… 10, 52

さ

才 …… 6, 8, 11, 28, 50
思考 …… 20, 26, 35
自己観察 …… 23, 27, 35, 40, 50
仕事 …… 14, 22, 48
自在な体 …… 49
自在の位置 …… 8
自信 …… 21, 38
躾 …… 6, 7
自動販売機 …… 14
自発 …… 49
自分の道具化 …… 44
自分のリズム …… 45
自分を道具とする …… 13
重力 …… 18
主婦 …… 48
上手 …… 39
職人 …… 32
植物 …… 43
女性 …… 24, 26
自立 …… 48
神経 …… 36
髄を動かす …… 18
捨てる …… 31
生活技術 …… 12, 31, 46
生計 …… 9